CLINIQUE DE SAINT-ANTOINE

GUÉRISON

DE LA

TUBERCULOSE

PAR

Le Dʳ COSTE DE LAGRAVE

DEUXIÈME ÉDITION

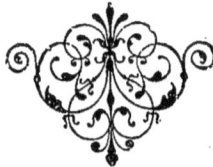

VICHY

IMPRIMERIE C. BOUGAREL, RUE SORNIN

1897

CLINIQUE DE SAINT-ANTOINE

GUÉRISON

DE LA

TUBERCULOSE

PAR

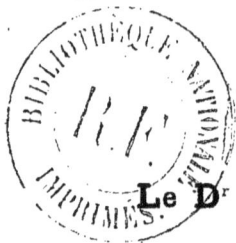

Le Dr COSTE DE LAGRAVE

DEUXIÈME ÉDITION

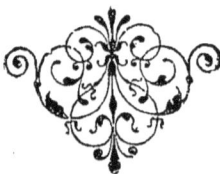

VICHY

IMPRIMERIE C. BOUGAREL, RUE SORNIN

1897

De la Part de l'Auteur.

31 Mars 1897.

Le Docteur Coste a fondé *La Clinique de Saint-Antoine*, destinée au Traitement de la Tuberculose, et située à Paris 265-267, Faubourg Saint-Antoine.

Mai 1893.

GUÉRISON

DE LA

TUBERCULOSE

La tuberculose pulmonaire guérit.

Personne n'oserait soutenir le contraire.

La tuberculose pulmonaire est la maladie la plus facile à guérir, en effet, elle guérit souvent toute seule, spontanément, sans le secours du médecin, avec les seules forces de la nature. Cette guérison spontanée est certaine, car il n'est pas rare de trouver chez des viellards, après leur mort, les traces d'une tuberculose guérie depuis longtemps. L'examen des poumons démontre que les lésions de la tuberculose se sont cicatrisées. Les tubercules se sont incrustés de sels calcaires et ont permis de longues années d'existence.

Si la tuberculose pulmonaire guérit seule, spontanément, a plus forte raison elle guérit quand elle est bien soignée.

La tuberculose pulmonaire est la maladie la plus facile à guérir.

Si elle est bien soignée, la tuberculose guérit d'une façon certaine, elle guérit fatalement, elle guérit à coup sûr. Jusqu'à présent nous n'avons rencontré aucune tuberculose qui, bien soignée, n'ait pas guéri. Jusqu'à ce jour, tous les malades qui ont bien voulu se soumettre à un traitement complet, ont vu leur maladie guérir.

Tous les malades atteints de tuberculose doivent guérir, c'est une règle qui ne doit pas avoir d'exception.

La tuberculose est un brevet de longue vie, elle dénote que l'organisme est rebelle à d'autres maladies qui, elles, sont bien plus sûrement mortelles. C'est pourquoi l'on rencontre souvent des personnes âgées, qui ont eu dans leur existence, des atteintes de tuberculose.

La tuberculose est la maladie la plus complaisante. Si elle n'est pas soignée, le malade peut vivre deux ou trois années, luttant tout seul, sans aucun secours. La tuberculose permet plus de vingt rechutes avant d'amener l'épuisement final. Si elle est soignée, cette maladie guérit avec une facilité remarquable.

Il est admirable de voir des malades atteints de poussée aiguë de tuberculose, s'accompagnant de fièvre intense, de congestion pulmonaire, d'inflammation de tous les éléments du poumon, guérir en quatre ou huit jours de cette poussée aiguë.

Les rechutes successives guérissent aussi facilement. Très souvent même le germe de la tuberculose dort inactif dans un coin de l'organisme, sans se réveiller, durant de longues années.

C'est cette facilité de la guérison qui fait le danger de la maladie, le malade ne prend pas au sérieux une maladie si légère, qui guérit si facilement, il supporte vingt rechutes, et ne s'aperçoit pas que ses forces déclinent petit à petit. S'il soigne la maladie quand elle est grave, il ne la soigne pas quand elle est supportable. Il néglige le germe comparable à un grain de poussière, germe qui reste enclavé dans un recoin de l'organisme. Ce grain de poussière toujours conservé, est cause de poussées renouvelées et successives.

Si parfois la tuberculose pulmonaire guérit seule, il ne faut pas compter sur la guérison spontanée. Il ne faut pas compter sur les seules forces de la nature pour amener la guérison de la tuberculose.

La tuberculose, livrée à elle-même, abandonnée à ses propres forces, laissée libre de satisfaire sa puissance de destruction et ne trouvant aucune résistance qui la combatte, la tuberculose est un mal terrible, plus terrible que l'inondation et que l'incendie.

La tuberculose, parce qu'elle n'est pas combattue, fait mourir chaque année en France plus de cent mille personnes. Les victimes sont de tous les âges, de toutes les classes. Hommes, femmes, vieillards, enfants. Les riches et les puissants sont pris comme les pauvres et les faibles.

Chaque année en France, une grande ville disparaît, dévorée, engloutie, supprimée par la tuberculose non combattue.

La tuberculose non combattue est plus terrible que la guerre.

Aussi on peut affirmer que la tuberculose non combattue, non soignée ou mal soignée entraine fatalement la mort.

Cette règle ne contredit nullement la première :

La tuberculose est très facile à guérir.

La tuberculose est tout à la fois une maladie lentement mortelle si elle n'est pas soignée, une maladie très facile à guérir si elle est bien soignée.

La tuberculose guérit très facilement, à condition de poursuivre le mal par de bons moyens, et de le poursuivre tant qu'il existe.

Or le mal existe quand la rechute est passée, et que tout symptôme menaçant a disparu. Le mal existe sans que le médecin puisse le percevoir par un examen minutieux. Il faut le savoir et agir contre le mal caché qui existe, même si l'on ne perçoit pas ce mal. C'est pour cela que le tuberculeux doit être examiné tous les huit jours dans la mauvaise saison, tous les mois dans la bonne saison.

Le tuberculeux doit être soigné quoiqu'il ne présente rien d'anormal et quand l'on supçonne seulement une menace de rechute ou la persistance du mal.

Les moyens mis en action contre la tuberculose sont :

> *La créosote,*
> *Le tannin,*
> *L'huile de foie de morue,*
> *L'iode,* ·
> *Le phosphore,*
> *L'ergotinine,*
> *La révulsion.*

Ces agents sont tous utiles, nécessaires, indispensables ; ils ont chacun leur utilité, leur importance, leur nécessité, ils ne peuvent pas se remplacer l'un par l'autre, ils doivent être associés ou se succéder les uns aux autres suivant les indications de la maladie.

Pour guérir la tuberculose il ne faut rien négliger, il faut faire tout l'effort possible, car c'est la vie du malade que l'on dispute.

Il est d'autres moyens secondaires, accessoires, qui ne sont pas toujours nécessaires, mais qui, souvent, sont utiles pour aider l'action des premiers agents. Ces agents secondaires sont sans action sur la tuberculose elle-même. Ils sont impuissants à guérir la tuberculose par eux-mêmes.

Ce sont :

Le bicarbonate de soude,
La strychine,
Le quassia,
La quinine,
La morphine,
Les purgatifs,
L'arsenic.

La base du traitement, le piédestal du traitement, ce qui est plus important que le traitement, ce qu'il faut d'abord poser comme principe fondamental, sans lequel tout traitement est inutile, c'est :

L'HYGIÈNE.

Sans une bonne hygiène pas de guérison possible même avec le meilleur traitement.

TRAITEMENT FONDAMENTAL

I

CRÉOSOTE

Il y a la bonne et la mauvaise créosote. Le médecin doit s'assurer que la créosote est bonne, car le malade trouvera bien plus facilement de la créosote caustique, nuisible et pernicieuse. L'intérêt pécuniaire du commerçant lui fait trouver les arguments nécessaires pour écouler sa mauvaise marchandise.

La bonne créosote doit porter la marque du fabricant, c'est de la créosote synthétique, additionné de gaïacol, de composition toujours la même ; cette créosote guérit.

Celle que j'ai adoptée est la créosote alpha de la maison Frère.

Il faut arriver à donner la créosote à la bonne dose, à la dose qui agit, à la dose efficace. Il faut arriver à la faire tolérer à cette dose, ce qui est facile.

Dans les cas les plus communs, on commence à donner une petite dose, 10 gouttes dans la journée, puis on augmente progressivement de cinq gouttes par jour.

Il ne faut pas augmenter rapidement la dose de créosote, car elle ne serait pas tolérée.

En augmentant lentement de cinq gouttes par jour, on arrive à faire tolérer par l'organisme les doses de 100 à 200 gouttes, soit de deux à cinq grammes de créosote par jour. Ce sont les doses qui agissent, qui guérissent.

Deux grammes de créosote, soit environ 80 gouttes de créosote par jour est une petite dose qui souvent est suffisante, mais qui, souvent aussi est insuffisante. La dose louable, efficace, agissante, guérissant, est au-dessus de deux grammes de créosote, ou de 100 gouttes de créosote.

Il faut diminuer la créosote dès qu'elle n'est plus tolérée.

Le gramme de créosote contient 43 gouttes de créosote. Dans la pratique, pour simplifier les calculs, le malade et le médecin peuvent compter 40 gouttes de créosote au gramme.

La créosote se prend de trois façons :

1º Par l'estomac,

2º En lavement,

3º Sous la peau.

1º Créosote par l'estomac

La préparation simple consiste à préparer un grog de la façon suivante :

Prendre dix gouttes de créosote dans un verre, ajouter une cuillérée à dessert de glycérine (soit environ dix grammes de glycérine).

Remuer.

Ajouter, en remuant, un verre de lait, ou d'eau sucrée, ou d'eau vineuse, ou de café, ou tout autre boisson agréable au malade. De préférence se servir d'une boisson chaude.

Le grog est prêt à être bu.

La glycérine peut-être remplacée par de l'eau-de-vie, du cognac ou du rhum. Mais l'alcool est dangereux pour l'estomac, et pour la digestion qui en est la fonction. Or l'estomac doit être ménagé.

On augmente de cinq gouttes chaque jour le nombre de gouttes de créosote, prises dans la journée.

Le grog peut atteindre facilement 25 gouttes.

Certains malades peuvent prendre facilement le grog à 35 gouttes de créosote.

Exceptionnellement certains malades peuvent mettre 50 gouttes de créosote dans le grog.

Certains malades versent la créosote directement dans le café, l'eau sucrée ou le lait, remuent et boivent.

Le nombre de grogs peut être de quatre par jour, ce qui permet de donner au malade, par ce procédé, 125 à 150 gouttes de créosote, dose curative.

La créosote peut être mise dans l'huile de foie de morue.

Une cuillérée d'huile de foie de morue peut facilement recevoir 20 à 25 gouttes de créosote, soit un demi-gramme.

C'est le malade ou son aide qui doivent compter eux-mêmes les gouttes de créosote prises dans la journée, le malade est sûr, de cette façon, de prendre la bonne créosote et la bonne dose.

2° Créosote en lavement

Le meilleur lavement est le suivant :

Prendre deux cuilléree d'huile ordinaire, y verser 20 gouttes de créosote ;

Remuer ;

Prendre un jaune d'œuf, y verser l'huile créosotée en remuant, comme pour une mayonnaise. (La comparaison est toujours bien comprise).

Ajouter à cette mayonnaise créosotée un verre de lait chaud, en remuant.

Le lavement est prêt.

Prendre le lavement le soir,

Avant de s'endormir,

Etant couché,

Avec un irrigateur,

Très lentement, (une à deux minutes).

Conserver le lavement jusqu'au lendemain matin.

On peut à volonté se coucher sur le côté gauche, le lavement remonte de lui-même dans l'intestin par suite de la pesanteur.

On augmente de cinq gouttes de créosote chaque jour, jusqu'à ce que la dose désirable soit atteinte.

Si les urines sont noires, diminuer la dose de créosote.

3° Créosote sous la peau

L'huile est le véhicule de la créosote. La créosote est en solution dans l'huile.

Les solutions pratiques sont du cinquième au quinzième. Entre ces deux titres de solutions se trouvent celles que le praticien peut choisir. Les solutions plus fortes, au demi ont été employées, elles sont douloureuses. Les solutions préférés sont au dixième et au quinzième.

L'injection doit être faite aux endroits d'élection fesse et dos, très lentement, elle peut être faite avec une seringue à vis qui peut injecter 15 centimètres cubes, c'est à dire un gramme à deux grammes de créosote suivant la solution. Elle peut être faite avec un appareil spécial à pression continue par l'air, pression qui produit l'injection très lente.

L'huile agit comme huile et dans certains cas de tuberculose ces injections d'huile créosotée sont nécessaires et donnent des résultats merveilleux.

Quelque soit le moyen de faire prendre la créosote, il faut savoir faire tolérer cette créosote par l'organisme; c'est la difficulté de ce traitement. Il faut augmenter les doses progressivement, lentement, petit à petit.

On commence au début par 10 ou 15 gouttes par jour et on augmente de 5 gouttes par jour.

Quelquefois, chez certains malades d'une intolérance particulière, il faut aller plus lentement, débuter par cinq gouttes dans la iournée et augmenter d'une goutte par jour.

Si les urines sont noires, il faut diminuer la dose de créosote, car la créosote n'est plus supportée, le plus souvent le fait provient d'un mouvement fébrile qui contrarie d'une façon toute particulière la tolérance de la créosote.

La créosote non tolérée produit quelquefois une sorte d'ivresse quelques instants après qu'elle est prise.

Des sueurs succédant de 5 à 7 heures après la prise de la créosote sont également signe d'intolérance.

La créosote bien maniée est un médicament merveilleux pour guérir la tuberculose pulmonaire. Il faut être aveugle pour ne pas voir les résultats.

II

TANNIN

Le tannin vient-il en seconde ligne après la créosote ou mérite t-il d'être placé *ex-œquo* en première ligne ? Le fait peut être soutenu. Ces deux agents ont une puissante influence pour guérir la tuberculose. Ils ont chacun leur manière d'agir.

La créosote agit rapidement, elle lutte de suite, elle écrase l'ennemi, elle débarque les éléments nuisibles.

Le tannin agit à la longue, il comprime, étouffe, enserre l'ennemie, il l'emprisonne et le tue.

Il faut un tannin qui soit accepté par l'estomac.

Il faut du tannin à l'ALCOOL.

Le chimiste vous démontrera que le tannin à l'éther est plus pur, plus beau, plus léger, plus agréable à voir.

Soyez inflexible. Le tannin à l'ALCOOL est supporté par l'estomac, tandis que le tannin à l'éther est pernicieux, c'est un poison pour l'estomac ; il donne rapidement des douleurs et n'est pas toléré.

La meilleure façon de donner le tannin est de le prescrire en solution

Tannin à l'alcool.........................	30 gr.
Alcool à 90...............................	60 gr.
Glycérine	210 gr.

Prendre une cuillérée à bouche de 15 grammes après chaque repas.

La solution étant au dixième, chaque cuillérée de 15 gr. contient 1 gr. 50 de tannin. Les deux cuillérées de la journée contenant 30 gr. le malade prend 3 gr. de tannin par jour, bonne dose.

Il faut que le tannin trouve dans l'estomac une quantité d'aliments suffisante pour être dilué. A jeun le tannin n'est pas toléré.

La cuillérée de tannin peut être prise directement par la bouche et le malade boit une gorgée pour faire passer le goût du tannin, ou bien le malade peut diluer cette solution dans un verre d'eau et de vin.

Cette dose de 3 grammes de tannin par jour n'est pas toujours tolérée. Tolérée pendant quelques jours, elle ne peut être tolérée indéfiniment. Elle est ordinairement bien tolérée un mois ou deux.

Il faut obéir aux exigences de l'estomac et savoir diminuer la dose de tannin ou même le cesser complètement pendant quelques jours. La dose de 1 gramme de tannin par jour, quoique petite, est bonne, efficace et obtient des résultats.

La solution au dixième est très désagréable au goût, cependant presque tous les malades l'acceptent.

Pour les malades difficiles on peut ajouter du sirop et faire une solution plus étendue.

Solution de tannin au vingtième :

Tannin à l'alcool	30 gr.
Alcool à 90	60 gr.
Glycérine.....	210 gr.
Sirop de groseille.	300 gr.

Une ou deux cuillérées après chaque repas, soit deux à quatre cuillérées par jour, chaque cuillérée diluée dans un verre d'eau vineuse donne une boisson facile à prendre pendant le repas. Chaque cuillérée de 15 grammes contient 0,75 cent. de tannin ; deux cuillérées contiennent 1 gr. 50 de tannin, dose efficace.

On peut aussi prescrire le tannin en cachet, soit seul, soit associé à d'autres médicaments.

Pour un cachet :

Tannin à l'alcool.....................	0,5 décigr.
Glycéro phosphate de chaux	0,3 décigr.
Glycéro phosphate de soude.........	0,3 décigr.
Hypophosphite de chaux.............	0,2 décigr.
Hypophosphite de soude.............	0,2 décigr.

Prendre un cachet après chaque repas, deux ou trois cachets par jour.

Certains produits sont du tannin de provenance spéciale et peuvent remplacer le tannin à l'alcool, ce sont :

L'extrait mou de quinquina, l'extrait de ratanhia, le cachou.

Ils peuvent être prescrits au lieu et place du tannin à l'alcool.

Extrait de ratanhia..........	15 gr.
Extrait de cachou	15 gr.
Alcool à 90	60 gr.
Glycérine................................	210 gr.

La préparation est plus agréable et plus facile à prendre.

Avec addition de sirop, on a une préparation que les personnes difficiles peuvent accepter.

Extrait de ratanhia.....	15 gr.
Extrait de cachou	15 gr,
Alcool à 90..........	60 gr.
Glycérine	210 gr.
Sirop de groseille . ...:............	300 gr.

L'extrait mou de quinquina est un produit qui renferme beaucoup de tannin. Dose 2 à 4 gr. par jour.

L'extrait mou de quinquina est une excellentre préparation qui est malheureusement trop souvent fraudée.

Le Tannin, pour agir, doit être donné à forte dose mais l'estomac s'accomode mal du tannin. Le difficile est de faire supporter par l'estomac les doses actives de 3 et 4 grammes de tannin par jour.

Le tannin agit lentement, de même qu'il durcit la peau en la tannant, de même il durcit les tissus mous, gorgés de sang, vascularisés, et par cette action fait retrocéder et rétrograder les tissus malades nouvellement formés.

Le tannin empêche la putréfaction, c'est-à-dire empêche le développement des germes putrides. Il empêche de même le développement d'autres germes, et en particulier celui de la tuberculose.

Le tannin agit indirectement sur la digestion, en assurant l'antisepsie de l'appareil digestif.

Le tannin est un agent merveilleux pour guérir la tuberculose.

III

HUILE DE FOIE DE MORUE

C'est le corps gras le meilleur pour guérir la tuberculose.

D'après certains auteurs, l'huile de foie de morue doit occuper la première place dans le traitement de la tuberculose. Le fait peut être soutenu avec d'excellents arguments.

Il faut donner l'huile de foie de morue à haute dose. Il faut profiter de l'hiver pour la faire tolérer.

On commence par donner une cuillérée à bouche le matin. et on augmente progressivement d'une cuillérée à bouche tous les huit jours jusqu'à huit cuillérées par jour.

Ces huit cuillérées seront prises en quatre doses espacées dans le courant de la journée, par exemple 7 h., 11, h. 3 h., 7 h.

L'huile sera prise comme il plaira au malade, à jeun ou non, avant de manger ou après avoir mangé. L'important est de prendre l'huile de morue et de la digérer.

Chez certains malades on peut augmenter progressivement jusqu'à 16 cuillérées d'huile de morue par jour, dose qui est quelquefois digérée mais qui ne peut être qu'exceptionnelle.

Une dose moyenne, petite, qu'il faut atteindre parcequ'elle agit est de quatre cuillerées d'huile de morue par jour,

La dose de six cuillerées d'huile de morue est celle qui est le plus souvent acceptée par les malades elle équivaut à 4 petits verres de 20 gr. chacun.

Certains malades préfèrent prendre la dose de la journée en une seule fois, le matin. Ils donnent comme raison qu'ils digèrent l'huile prise le matin, tandis qu'ils ne peuvent digérer une petite dose prise dans la journée.

L'huile de morue est plus facile à digérer quand le malade prend du bicarbonate de soude.

Une bonne méthode consiste à ajouter la créosote à l'huile de morue, de 10 à 25 gouttes de créosote par cuillerée d'huile. L'huile est mieux digérée.

L'iode ajoutée à l'huile de foie de morue la rend également plus facile à digérer.

Teinture d'iode *fraiche*............. 20 gr.
Huile de foie de morue *fraiche*..... 800 gr.

On trouve dans le commerce plusieurs qualités d'huile de morue.

Ce n'est pas la coloration qui rend l'huile plus facile à digérer. C'est sa conservation et sa qualité.

L'huile de bonne qualité, qu'elle soit brune ou blonde se prend avec plaisir par le malade, elle est supportée facilement à l'excellente dose de 6 à 8 cuillerées à bouche par jour (60 à 90 gr.).

L'huile de mauvaise qualité, qu'elle soit blonde ou brune, occasionne un dégoût insurmontable au malade, entrave la digestion, enlève l'appétit, empêche le malade de s'alimenter. Tout médecin peut vérifier le fait par lui-même.

Il faut connaître cette difficulté et écouter le malade qui se plaint de ne pouvoir digérer l'huile de morue. Il faut lui donner une adresse où il trouvera de l'huile de foie de morue de bonne qualité.

L'huile de foie de morue a un effet ignoré, elle calme l'irritabilité maladive du tuberculeux. L'huile occupe pour sa digestion les forces nerveuses du tuberculeux, elle donne au malade la sensation d'être repus. Elle entrave le travail intellectuel comme le fait toute digestion. Elle atténue de la sorte les réflexes exagérés qui sont inhérents à cette maladie, elle diminue la toux et favorise le sommeil.

Il y a des malades qui se refusent à prendre de l'huile de morue, malgré l'éloquence et la persuasion dépensées par le médecin. Les injections d'huile créosotée seront d'un secours immense pour ces malades.

On peut essayer chez certains malades qui refusent l'huile de

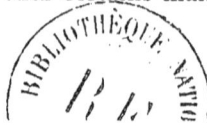

morue, ou qui ne peuvent la digérer, l'émulsion d'huile de foie de morue. De la sorte l'huile émulsionnée est plus facile à être digérée.

Voici une formule provenant de la société de pharmacie de Paris, et que tous les pharmaciens connaissent :

Huile de foie de morue....................	250 gr.
Gomme adragant pulvérisée............ ...	1 gr.
Saccharine....'...........................	0,20 cent.
Bicarbonate de soude.....................	0,10 cent.
Jaune d'œuf..............................	n° 2.
Teinture de benjoin.........	3 gr. 50
Chloroforme.......	2 gr.
Essence d'amande amère	X gouttes.
Esprit de vin	10 gr.
Hypophosphite de chaux................ .	10 gr.
— de soude	10 gr.

Eau, quantité suffisante pour compléter à 500 cent. cubes.

Cette émulsion est difficile à préparer ; peu de pharmacien savent la réussir. Elle doit être préparée sur le moment et consommée dans quelques jours qui suivent sa préparation.

Il existe dans le commerce des émulsions toutes préparées. elles ont un défaut, c'est de renfermer très peu d'huile de morue.

L'huile de morue, comme la créosote, comme le tannin ne se remplace par rien. A elle seule, elle peut guérir certains cas de tuberculose. Il faut faire tous ses efforts pour la faire accepter par le malade.

, IV

IODE

L'Iode se donne sous forme de teinture d'iode, qui est une solution au douzième d'iode dans l'alcool.

L'iode se donne à la dose de 0,02 cent. à 0,20 cent. par jour, soit, environ, de 15 gouttes à 150 gouttes de teinture d'iode par jour. Soit en poids de 0,25 cent. à 2 gr. et demi de teinture d'iode par jour. 15 gouttes de teinture d'iode contiennent environ 0,02 cent. d'iode. La dose moyenne est 60 gouttes de teinture d'iode pesant 1 gramme et contenant environ 0,08 cent. d'iode.

La teinture d'iode doit être fraîchement préparée, et non éventée, sinon elle contient des traces d'acides iodés irritants et vésicants, et produisant des phénomènes d'intolérance.

La teinture d'iode se donne à la dose moyenne de 1 gramme ou 60 gouttes par jour, dans un verre de lait ou de boisson agréable au malade, en deux fois dans la journée. La teinture d'iode réveille l'appétit du malade.

La teinture d'iode peut être associée à l'huile de foie de morue, l'iode aide puissamment à faire digérer l'huile, il contribue à supprimer les renvois si désagréables au malade.

L'iode peut aussi se donner sous forme d'iodoforme, à la dose de 0,2 décigr. d'iodoforme par jour, en pilules de 1 décigr.

Pour une pilule : iodoforme, 0,1 décigr.

Prendre une pilule avant chaque repas.

L'iode n'est pas indiqué à toutes les périodes du traitement de la tuberculose.

Il est surtout utile dans le cas de lymphatisme, de scrofule, d'engorgement ganglionnaire, de tuberculoses locales, de tumeurs blanches et dans les tuberculoses torpides.

Il y a une action puissante pour dissoudre et résoudre les congestions froides provenant de la tuberculose, et qui existent toujours aux sommets des poumons.

Cependant, lorsqu'il existe de poussées aigues et des hémoptysies, on doit supprimer l'iode pendant la durée de l'état aigu ou sub-aigu.

Il est prudent de ne pas donner d'iode tant que l'expectoration est abondante.

L'iode n'est pas assez connu et assez employé dans le traitement de la tuberculose.

V

PHOSPHORE

Le phosphore se donne sous forme de sels phosphorés, phosphates solubles ou hypophosphites.

Le phosphore a fait ses preuves ; il a pu obtenir à lui seul la guérison de certaines tuberculoses.

Certains praticiens ont obtenu d'excellents résultats au moyen des phosphates ou des hypophosphites.

L'action des sels phosphorés n'est pas bien évidente, aussi trouvent-ils beaucoup de sceptiques. Cependant nul ne nie leur bonne action. Je les prescris pour me conformer aux règles établies. J'ai la conviction qu'ils ont une action favorable. Je crois qu'ils peuvent guérir la tuberculose. Ils activent la nutrition. Ils servent à faciliter l'incrustation des sels calcaires dans les tubercules.

Le phosphore agit à la longue.

Les sels employés sont :

1er groupe. — Le *glycérophosphate de chaux*, le *glycérophosphate de soude,*

Dose journalière, 1 gr.

Ces produits sont d'un prix élevé et ne sont pas à la portée de toutes les bourses.

2e groupe. — L'*hypophosphite de soude*, l'*hypophosphite de chaux*. Dose journalière, 0,5 décigr.

Ces sels ont une bonne réputation et la méritent.

3e groupe. — Les phosphates acides de chaux. *Biphosphate de chaux*, *lactophosphate de chaux*, *chlorydrophosphate de chaux*.

Dose journalière, 1 gr. à 2 gr.

Ces sels acides ont l'inconvénient de troubler la digestion. Je préfère le lactophosphate de chaux, l'acide lactique étant le moins puissant des trois acides.

4ᵉ groupe. — Le *phosphate de chaux*, (bibasique ou tribasique), sel neutre insoluble. Le *phosphate de soude*, sel neutre soluble.

Les sels de choix sont :

1º Le glycérophosphate de chaux et le glycérophosphate de soude en cachet ou en solution.

2º L'hypophosphite de soude et l'hypophosphite de chaux, en cachet ou en solution.

3º Le lactophosphate de chaux, en solution.

On peut, suivant les circonstances, prescrire les autres sels phosphorés, biphosphate, chlorydrophosphate, le phosphate de chaux, poudre neutre que l'on peut donner en cachets.

Les phosphates doivent être données pendant très longtemps, avec persévérance, c'est la condition indispensable pour qu'ils donnent de bons résultats.

Leur action chez les enfants est reconnue excellente.

Ces sels n'ont pas besoin d'être donnés aux doses maximum de la tolérance.

Leur action n'est pas évidente, mais elle est certaine.

Exceptionnellement les phosphates seront donnés en injection hypodermique, sous forme de sérum artificiel. Seront donnés les glycérophosphates qui sont solubles, ou le phosphate de soude, soluble.

Formule de sérum artificiel :

> Eau distillé............................... 100 gr.
> Phosphate de soude .... 10 gr.

stériliser à l'autoclave.

La tisane des quatres graines, mélange de blé, orge, avoine, seigle, une cuillerée à bouche dans un litre d'eau, faire bouillir et réduire de moitié. Cette tisane a de la valeur par les phosphates organiques qu'elle contient en solution. Elle ne se conserve pas.

Dans certaines campagnes cette tisane a la réputation de guérir la tuberculose.

VI

ERGOTININE

C'est un agent décongestionnant d'une puissance merveilleuse, il fait contracter les petits vaisseaux et c'est le spécifique des hémoptysies.

Il y a différents produits qui paraissent pouvoir se remplacer l'un par l'autre, l'ergot pulvérisé, l'extrait d'ergot, l'ergotine, l'ergotinine. Les solutions d'ergotine de marque recommandable sont livrées, quelquefois, à la place de solution d'ergotinine. Or, la solution d'ergotinine Tanret arrête les hémoptysies, alors que la solution d'ergotine ne les arrête pas. Un médicament agit alors que l'autre n'agit pas. Il faut donc prendre celui qui agit pour ne pas avoir de désillusion.

La solution d'ergotinine Tanret se donne à la dose de 3 à 10 gouttes par jour, par l'estomac ou en injection hypodermique. En cas urgent, on peut donner 20 gouttes de la solution d'ergotinine Tanret, soit 1 milligramme d'ergotinine. Dans les cas de congestion de tout un poumon, dans les cas de tuberculose par infiltration, l'ergotinine Tanret donne des résultats merveilleux que ne donne ni la créosote ni le tannin.

Il faut connaître cette puissance du médicament pour l'utiliser.

L'ergotinine est un tonique du système nerveux et, à ce point de vue, est excellente pour relever l'état général du malade.

Chez certaines personnes, de petites doses d'ergotine donnent lieu à des phénomènes d'intolérance connus sous le nom d'ergotisme, et se traduisant par des manifestations cutanées. Il faut s'abstenir complètement d'ergotine chez ces malades.

VII

RÉVULSION

La révulsion se fait par les raies de feu, ou à défaut par le vésicatoire.

Ce n'est pas le procès de la révulsion qui est en discussion, nous croyons aux bons effets de cette méthode et avons établi notre pratique d'après les résultats.

Nous estimons que la révulsion par les raies de feu doit occuper la première place dans le traitement de la tuberculose. Cette révulsion par les raies de feu est plus efficace que la créosote, que le tannin, que l'huile de foie de morue, que l'iode, que les phosphates. Elle ne présente aucun inconvénient, même léger, ce que l'on ne peut dire des autres agents.

Nous sommes certain de l'effet puissant et bienfaisant de la révulsion.

Sans la révulsion, certaines tuberculoses ne peuvent guérir.

La révulsion a elle seule peut guérir certaines tuberculoses.

La révulsion se fait par les raies de feu appliquées avec le thermo-cautère. Le thermo-cautère, manié avec adresse, obtient une révulsion sans faire mal, sans occasionner de souffrance trop vive. Le praticien doit s'exercer à faire glisser sur la peau, très légèrement et sans appuyer le thermo-cautère brûlant. Il ne doit pas l'appliquer comme un coup de pointe, mais il doit le traîner légèrement et rapidement de façon à former une raie, ou une virgule, ou une ligne, ou un trait. Il doit seulement effleurer la peau.

Si l'élève s'exerce tous les jours, avec de la persévérance il arriva au bout de six mois à un an à appliquer les raies de feu sans faire souffrir.

De la sorte il appliquera de deux cents à mille raies de feu par séance. Sur la demande des malades il m'est arrivé plusieurs fois d'appliquer deux mille raies de feu dans la même séance.

Les raies de feu sont appliquées de préférence dans le dos, elles sont mieux supportées. Sur la poitrine elles sont plus sensibles, mais les malades les tolèrent très bien.

Je n'applique pas de raies de feu sur les côtés de la poitrine, sous les bras ; à cet endroit les raies de feu sont toujours douloureuses ou très difficiles à appliquer.

Sur le dos, les raies de feu doivent occuper toute la surface correspondante aux deux poumons, du sommet à la base. La révulsion agit par sympathie d'un poumon sur l'autre.

Sur la poitrine, elles seront également appliquées des deux côtés, sous les clavicules.

La révulsion sera renouvelée tous les deux jours dans les cas pressés ; tous les quatre jours dans les cas moyens ; tous les huit jours quand le malade est en voie de guérison. Elle sera pratiquée pendant un an ou deux ans, ou trois ans suivant les cas.

Cette révulsion par les raies de feu est un moyen puissant de décongestionner les poumons. C'est un moyen rapide, et qui donne des résultats que l'on peut constater dans les quelques minutes qui suivent.

Le malade oppressé sent la respiration revenir facile ; l'oppression disparaît comme par enchantement.

L'action puissante de la révulsion par le feu est bien évidente dans les tuberculoses locales.

La révulsion par le feu est le seul moyen de guérir les tuberculoses locales. Les tumeurs blanches disparaissent à vue d'œil. Toutes les tuberculoses locales même l'épididymite tuberculeuse, cèdent rapidement à la révulsion par les raies de feu. Aucune tuberculose locale ne résiste à la révulsion par les raies de feu.

Rien ne peut remplacer la révulsion.

Ce sont les malades qui dressent le médecin à avoir la main légère.

Si la main qui promène le feu est lourde, le malade ne veut plus de révulsion et se prive volontairement d'un moyen de guérison efficace mais trop douloureux.

Si l'on insiste pour lui démontrer le besoin de ce procédé, le malade abandonne tout traitement.

Dans l'intérêt du malade il faut s'exercer à faire accepter les raies de feu et sur dix malades, neuf préfèrent les raies de feu, le dixième s'en tient encore au vésicatoire.

Chez les malades qui préfèrent le vésicatoire, le vésicatoire sera mis au niveau de la lésion que l'oreille perçoit ; il sera petit, de huit centimètres sur huit, ou huit centimètres sur six.

La surface du vésicatoire sera recouverte de camphre.

Le vésicatoire sera renouvelé tous les quatre jours, tous les six jours ou tous les huit jours.

INDICATIONS

Le traitement doit se composer de créosote, tannin, huile de foie de morue et phosphates.

La créosote doit être augmentée progressivement jusqu'à cent gouttes par jour.

Le tannin doit être donné à la dose moyenne de 2 grammes par jour.

L'huile de foie de morue doit être prise en augmentant d'une cuillerée à bouche tous les huit jours, jusqu'à 6 cuillerées à bouche par jour, en hiver, si elle est tolérée.

Les phosphates seront donnés à petite dose.

La créosote peut être prise dans l'huile de morue, ou en grogs, ou en lavement.

Le tannin et les phosphates peuvent être réunis dans la formule suivante :

Tannin à l'alcool	30 gr.
Alcool à 90°	60 gr.
Lactophosphate de chaux	10 gr.
Hypophosphite de soude	5 gr.
Glycérine	200 gr.

Une cuillerée à bouche après chaque repas (10 à 12 grammes de solution).

Les raies de feu seront appliquées une fois par semaine.

L'iode sera donné sur l'indication du médecin.

L'iode sera pris lorsque l'expectoration sera supprimée, de préférence en été.

Il ne sera pas donné tant que l'expectoration sera abondante.
Il ne sera pas donné dans la saison froide, époque des poussées
congestives.

L'ergotinine sera donnée sur indication du médecin.

Ces moyens réunis et associés forment la partie fondamentale
du traitement. Ces moyens doivent être associés, et employés simul-
tanément ou à tour de rôle, suivant les exigences de la maladie.

Ces moyens sont suffisants pour guérir toutes les tuberculoses.

Jusqu'à ce jour, aucune exception n'est venue jetter le moindre
doute sur cette conviction. Sous l'influence de ce traitement, la tuberculose guérit facilement, et dès le premier mois le malade ac-
cuse une très grande amélioration.

Combien de temps est nécessaire pour guérir une tuberculose ?
Il est difficile de se prononcer. Les tuberculoses récentes soignées
dans la bonne saison, guérissent en quatre mois.

Les tuberculoses anciennes, chez un malade épuisé, demandent
deux années pour guérir. Le malade doit être surveillé encore
pendant deux ans, et continuer le traitement malgré la guérison
apparente.

Le tuberculeux bien soigné doit guérir.

TRAITEMENT ACCESSOIRE

I

BICARBONATE DE SOUDE

Les troubles de la digestion sont fréquents chez les tuberculeux. Quelquefois le malade vient consulter le médecin pour ces troubles gastriques, pour une dyspepsie, sans se douter que les poumons sont malades. Quelquefois le signe du début est une dyspepsie et l'année suivante les syptômes pulmonaires éclatent.

La digestion est à soigner, à surveiller, à favoriser : le tuberculeux qui s'alimente guérit vite.

Les médicaments, tannin, phosphates acides, huile de morue, ne sont pas toujours bien supportés, le bicarbonate de soude donne une puissante impulsion à la digestion. Il n'entre pas dans cette étude d'en montrer le mécanisme.

Le bicarbonate de soude se prend aux repas, à la dose d'une cuillerée à café, soit environ quatre grammes de bicarbonate de soude dissout dans la boisson ordinaire à chaque repas, soit deux cuillerées à café ou huit grammes de bicarbonate de soude par jour.

Le bicarbonate de soude favorise la digestion, il neutralise l'acidité exagérée de l'estomac, il a une action favorable sur le foie, et il n'est pas une contre indication aux phosphates acides. Je prescris si souvent le bicarbonate de soude qu'il accompagne presque toujours le traitement fondamental.

II

STRYCHINNE

La strychinne est un tonique nerveux qui donne des forces au malade épuisé ; c'est un tonique de la digestion, il fait digérer, il active la nutrition, il relève l'état général, il offre un aide salutaire et puissant.

La façon pratique de donner la strychinne est de prescrire la noix vomique.

Je prescris la teinture de noix vomique à la dose de vingt gouttes par jour chez l'adulte, soit dix gouttes à chaque repas. La dose de vingt gouttes par jour est la bonne dose, qui agit, qui soutient, qui donne des forces. Elle doit être surveillée et diminuée dès que les phénomènes d'intolérance se produisent, se traduisant par des coliques.

La noix vomique est contre-indiquée au moment des hémoptysies et dans le cas de toux sèche.

III

QUASSIA

Le quassia donne faim, il réveille l'appétit et fait digérer, il lutte contre un symptôme de la maladie et contre un danger menaçant.

On peut donner la macération de bois de quassia en copeaux.

Je préfère l'extrait de quassia, de 0,2 à 0,5 décigr. par jour.

On peut donner la quassine cristallisée de 0,004 à 0,010 milligr. par jour.

Pour une pilule :

    Quasine cristallisée................ 0,002 milligr.
    Extrait mou de quinquina.......... 0,05 centigr.

Prendre deux pilules avant chaque repas.

La quassine cristallisée est facilement falsifiée. je lui préfère, pour ce motif, l'extrait de quassia.

IV

QUININE

Lorsqu'il existe des poussées aigues de tuberculose s'accompagnant de fièvre, la quinine est indiquée.

On peut donner la quinine sous forme de sulfate de quinine.

Le sulfate de quinine doit se donner à la dose moyenne de 1 gramme par jour.

Pour un cachet,

Sulfate de quinine .... 0,4 décigr.

Prendre trois cachets par jour, à 7 heures, 10 heures, 1 heure.

Il est bon de prévenir le malade que la quinine donne des bourdonnements d'oreilles, et qu'il ne doit pas s'en effrayer.

Si ces bourdonnements sont exagérés il faut diminuer la dose.

Le minimum de la dose active est 0,8 décigr. par jour.

Dans les poussées aigues, la quinine, associée aux vésicatoires, donne des résultats bien satisfaisants.

V

MORPHINE

Chez beaucoup de tuberculeux le système nerveux est hyperexcitable, la sensibilité est exagérée, les réflexes sont exagérés. Il survient diverses manifestations dues à cette hyperexcitabilité, toux quinteuse, vomissements, insomnies.

La morphine est très bien tolérée par ces malades, et elle permet de passer les mauvais jours sans souffrir. Elle donne le repos, elle permet l'alimentation, elle gagne du temps. Il ne faut pas craindre de donner de fortes doses si elles sont nécessaires.

Il ne faut pas craindre la morphinomanie.

Enfin la première dose devra être très petite, un quart de centigramme car il est des prédisposés qui présentent des signes d'intolérance pour de très petites doses. Malgré cette intolérance du début l'accoutumance est facile.

· En endormant cette hyperexcitabilité. la morphine permet au malade de lutter plus facilement contre le froid, de ne pas éprouver de congestion pulmonaire après avoir mangé. Elle procure d'autres petits soulagements qui ne sont pas à négliger.

VI

PURGATIFS

Le bien portant à quelquefois besoin de purgatifs, le malade peut en avoir besoin aussi. Quand l'intestin est embarrassé, la congestion des poumons est plus facile. Quand l'intestin est libre, la digestion est plus facile.

Les purgatifs salins, pris à petite dose, débarrassant l'intestin de germes nombreux, l'état général en est meilleur, car chez le tuberculeux c'est un empoisonnement qui s'ajoute à un autre.

La rhubarbe aide la digestion en favorisant la sécrétion du foie.

La magnésie neutralise certains poisons de l'intestin.

VII

ARSENIC

L'arsenic se donne sous forme d'acide arsénieux ou d'arséniate de soude, à la dose de 0,004 à 0,010 milligrammes par jour et plus.

Il peut s'associer à la strychine pour former l'arséniate de strychine, mais c'est l'action de la strychine qui prédomine.

L'arsenic peut se donner sous forme de liqueur de Fowler, à la dose de 5 à 10 gouttes à chaque repas.

L'arsenic fait engraisser le malade, il fait valoir les aliments.

HYGIÈNE

Une bonne hygiène est nécessaire. Sans une bonne hygiène le meilleur traitement est impuissant.

Ce qui est surtout indispensable envisage *l'alimentation*, *l'air*, *le froid*.

ALIMENTATION

Le malade doit soigner l'alimentation, il doit tout sacrifier à l'alimentation.

L'alimentation est plus importante que le traitement.

Quand l'estomac ne supporte pas un médicament, il faut savoir obéir à l'estomac, et cesser le traitement pendant quelques jours.

Ce repos est même excellent pour la marche vers la guérison.

AIR

Un bon air est nécessaire. Un air empoisonné par la respiration de l'homme et du malade lui-même, par les émanations du gaz d'éclairage, par les émanations carboniques des usines et des foyers de combustion, un air mauvais est pernicieux pour le malade atteint de tuberculose pulmonaire. En conclure que la cure d'air est suffisante pour guérir le tuberculeux, est exagéré, et les faits ont prouvé le contraire. Les tuberculeux peuvent mourir malgré le bon air de la campagne. Ils guérissent à la ville comme à la campagne.

La tuberculose se transmet souvent par les poussières de l'air, contenant des germes de tuberculose et provenant des crachats desséchés que le malade a jettés sur le sol. Pour éviter que le malade ne répande sa maladie autour de lui, pour éviter que le malade ne se donne à lui-même de nouveau sa propre maladie, il faut cracher dans un crachoir, et détruire les crachats en les jetant dans le feu ou dans les cabinets.

FROID

L'ennemi mortel est le froid.

Je ne veux pas parler du froid continu, persistant qui rend malade l'homme bien portant ; celui-là tue le tuberculeux.

Je veux parler du froid insidieux, inaperçu, qui est si petit que l'on n'y prend garde.

Froid aux pieds pendant une heure donne la congestion du poumon tuberculeux:

Exposition au vent froid et vif produit la congestion des poumons.

Quand on explique au malade ce danger, *respirer l'air froid*, le malade répond qu'il est bien couvert, et qu'il n'a pas froid.

Ce ne sont pas les habits qui préservent le poumon du contact de l'air froid. Il faut fuir l'air froid.

Si l'on reste dans les pays froids, en hiver, il faut avoir chez soi un feu continu à marche lente, qui maintienne une température de 18 à 22 degrés, il faut choisir un système hygiénique qui ne soit pas dangereux et dont le réglage se fasse en avant du foyer, le foyer se trouvant entre la cheminée et l'appareil de réglage.

Le froid humide est particulièrement pernicieux, tandis que le froid sec est bien supporté. Le tuberculeux peut s'aguerrir contre le froid quand la température est au-dessous de zéro.

FORMULAIRE

Le formulaire auquel je me suis fixé est le suivant :

Créosote de Frère, un flacon de 30 grammes.

Prendre 4 doses dans la journée. de 4 gouttes chacune, à 7 h., 11 h., 3 h., 7 h., soit en grog, soit dans l'huile de morue, augmenter d'une goutte par dose et par jour, jusqu'à 100 gouttes par jour.

Diminner si les urines sont noires, et recommencer à la dose de 4 gouttes quatre fois par jour en augmentant comme la première fois.

Solution de tannin au dixième.

Tannin à l'alcool............................	30 gr.
Alcool à 90..................................	60 gr.
Lactophosphate de chaux..................	10 gr.
Hypophosphite de soude...................	6 gr.
Glycérine...................................	200 gr.

Prendre une cuillérée à bouche après chaque repas.

Huile de foie de morue.

Prendre une cuillérée à bouche tous les jours, augmenter d'une cuillérée à bouche tous les huit jours jusqu'à six cuillerées par jour équivalant à quatre petits verres (80 grammes pris en. 4 fois dans la journée, à 7 h., 11 h., 3 h., 7 h. L'huile de morue peut servir à prendre la créosote prescrite.

200 à 800 raies de feu tous les quatre jours.

Si la digestion laisse à désirer on peut prescrire :

Bicarbonate de soude. .... 250 gr.

Prendre une cuillerée à café à chaque repas, soit environ 4 gr. dissout dans la boisson ordinaire du repas.

Vin de Banyuls.......................... 200 gr.

Extrait mou de quinquina.... .... 10 gr.

Teinture de noix vomique .... 4 gr.

Extrait de quassia...... .... 4 gr.

Arséniate de soude . · .... 0,04 cent.

Glycérine.... .... 40 gr.

Ne pas filtrer.

Prendre une cuillerée à bouche de 10 gr. avant chaque repas.

Tel est le traitement dans son ensemble.

Il peut exister des variantes.

Si le malade accepte de prendre la créosote en lavement, je prescris :

Prendre tous les jours un lavement créosoté, en commençant par 15 gouttes de créosote, augmenter de 5 gouttes par jour jusqu'à 100 gouttes. Si les urines sont noires, revenir à la dose du début, 15 gouttes de créosote et augmenter de 5 gouttes par jour.

Pour un cachet :

Tannin à l'alcool ... . 0,5 décigr.

Glycérophosphate de chaux........... 0,5 décigr.

Hypophosphite de chaux.............. 0,2 décigr.

Hypophosphite de soude.............. 0,2 décigr.

Magnésie calcinée.................... 0,2 décigr.

Rhubarbe.......... . ... 0,1 décigr.

Prendre un cachet après chaque repas, 2 ou 3 cachets par jour.

Si le malade peut prendre de l'iode, ou pourra prescrire :

Huile de foie de morue fraîche........... 800 gr.

Teinture d'iode fraîche.................. 20 gr.

Si l'iode ne peut être mis dans l'huile de morue, en été, on peut le mettre dans la solution de tannin.

Tannin à l'alcool......................... 30 gr.

Alcool à 90 .... 60 gr.

Teinture d'iode.......................... 10 gr.

Lactophposhate de chaux................. 10 gr.

Hypophosphite de soude................. 6 gr.

Glycérine................................ 200 gr.

Une cuillerée à bouche après chaque repas.

La solution doit durer 10 jours, le malade prend chaque jour, tannin, 3 gr., teinture d'iode, 1 gr., soit 60 gouttes., lactophosphate, 1 gr., hypophosphite, 0,6 décigr.

Dans la pratique, cette quantité de solution est prise en 12 à 15 jours, la cuillerée n'étant pas bien remplie. Les doses prises restent toujours bonnes quoique un peu moins fortes.

Si la solution est trop désagréable, on peut prendre la suivante :

Tannin à l'alcool	30 gr.
Alcool à 90	60 gr.
Teinture d'iode	10 gr.
Lactophosphate de chaux	10 gr.
Hypophosphite de soude	6 gr.
Glycérine	200 gr.
Sirop de groseille	300 gr.

Prendre deux cuillerées après chaque repas, ou 4 cuillérées par jour.

La solution suivante peut être acceptée par les palais les plus difficiles.

Tannin à l'alcool	30 gr.
Alcool à 90	60 gr.
Lactophosphate de chaux	10 gr.
Hypophosphite de soude	6 gr.
Glycérine	200 gr.
Sirop de groseille	600 gr.

Trois cuillerées à bouche après chaque repas, 6 cuillérées à bouche par jour.

On peut remplacer le tannin à l'alcool par l'extrait de ratanhia et le cachou.

Extrait de ratanhia	15 gr.
Cachou	15 gr.
Esprit de vin	60 gr.
Lactophosphate de chaux	10 gr.
Hypophosphite de soude	6 gr.
Glycérine	200 gr.

Une cuillérée à bouche après chaque repas.

Avec cette solution le traitement sera complété par l'émulsion d'huile de morue aux hypophosphites dont la formule a été donnée.

Si le vin composé au quassia est trop amer, on peut prescrire :
Pour une pilule argentée,

Quassine cristallisée......................... 0,002 milligr.
Sulfate de strychine.......... .. .. 0,001 milligr.
Arséniate de soude.................... .... 0,002 milligr.

Prendre deux pilules avant chaque repas.
Ou bien, pour une pilule argentée :

Extrait de quassia....................... 0,1 décigr.
Sulfate de strychine..... .... 0,001 milligr.
Arséniate de soude. .... 0,002 milligr,

Prendre deux pilules avant chaque repas.

Traitement simplifié pour les petites bourses.
Pour un cachet :

Tannin à l'alcool.......... .... 0,5 décigr.
Phosphate de chaux......,............... 0,5 décigr.
Phosphate de soude.................... 0,3 décigr.
Créosote de Frère.... .... 0,5 décigr.

Prendre un cachet après chaque repas :

Teinture d'iode fraîche..................... 30 gr.

Prendre 20 gouttes de teinture d'iode matin et soir dans un bol
de lait ou un verre d'eau vineuse.

Solution de tannin que pourra faire faire le malade nécessi-
teux et difficile.

Prendre 30 gr. de tannin.. .... prix   0,30 cent.

Faire bouillir dans 500 gr, d'eau,
ajouter et faire dissoudre :

Hypophosphite de soude.. .. 10 gr. prix :	}	0,35 cent.
Hypophosphite de chaux .... 10 gr. prix :	}	
Ajouter Sucre.. .... 1000 gr. prix :		1,10 cent.
Cout		1,75 cent.

faire dissoudre et faire cuire le sirop cinq minutes.
Prendre quatre cuillérées par jour.

CONCLUSION

La tuberculose pulmonaire guérit.

Elle guérit d'une façon certaine, indéniable, aucun médecin n'oserait soutenir le contraire.

Tous les cas de tuberculose doivent guérir, aucun cas de tuberculose ne doit entraîner la mort. Telle est la règle qui n'a subi aucune exception cette année, avec les tuberculeux qui ont bien voulu accepter le traitement.

Le tuberculeux a une santé médiocre, il n'est pas apte aux travaux fatigants et puissants, il ne peut dépenser une force très grande. S'il sait se ménager, il peut arriver à un âge très avancé, et mourir de vieillesse, préservé d'autres maladies bien plus terribles, par ce mal qui le tient, la tuberculose.

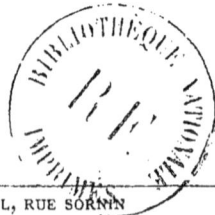

VICHY. — IMP. C. BOUGAREL, RUE SORNIN

www.ingramcontent.com/pod-product-compliance
Lightning Source LLC
Chambersburg PA
CBHW071438200326
41520CB00014B/3741